28 jours de jeûne

Témoignage et conseils pour réussir
un jeûne

Myriam Gineste

Collection Clés du bien-être

Bibliographie

CreateSpace et Kindle

- Yléane, la fée
- Conséquences
- Et un jour vint où il fut plus facile d'ouvrir les yeux que de continuer à faire des cauchemars
- Lala, la petite sorcière
- Les voyages de Calypso
- Contes initiatiques
- Debout les femmes, réveillez-vous
- Géométrie créative
- Climbing Jacob's ladder
- Les tribulations de Mère-Grand
- Des mots d'émotion
- Introduction aux algorithmes et à la programmation en mathématiques à partir du collège
- Introduction aux algorithmes et à la programmation sous Scratch en mathématiques à partir du collège

Le Souffle d'Or (avec Nathalie Peretti) :
- Optimisez vos ressources intérieures
- 31 exercices dirigés en MP3

28 jours de jeûne

Témoignage et conseils pour réussir
un jeûne

Myriam Gineste

Collection Clés du bien-être

Introduction

J'ai fait 28 jours de jeûne en août 2016. Cela paraît presque impossible et, pourtant, je l'ai vécu !

Avant de se lancer dans une telle aventure, il est important de prendre des précautions afin de la vivre le plus agréablement possible et en toute sécurité. J'ai donc listé bon nombre de conseils qu'il peut être judicieux de suivre.

Enfin, j'ai inclus le blog de mon jeûne afin de montrer ce que j'ai vécu durant ces jours intenses.

I

Conseils

Tout d'abord, il est nécessaire d'être en bonne santé physique et mentale et de consulter son médecin avant toute tentative. Ensuite, il est judicieux de commencer à diminuer les quantités de nourriture ingérées plusieurs jours avant d'arrêter totalement la nourriture solide. Enfin, il faut commencer par tester des jeûnes courts avant de se lancer dans une longue durée.

Décider, du jour au lendemain, d'arrêter brutalement de manger est une très mauvaise décision. En effet, cela crée un choc important pour notre corps et, malgré notre volonté, cela est difficile à réaliser mentalement.

Il est donc conseillé de commencer en cessant de manger tout ce qui est viande, poisson ou laitages pendant un jour ou deux et, bien sûr tout ce qui est alcoolique, puis d'arrêter de manger tout ce qui est céréales, pain et sucres pour ne se nourrir que de fruits et légumes pendant encore un jour ou deux. Enfin, il peut être utile de passer encore quelques jours à manger uniquement de la nourriture liquide, comme des soupes de légumes et des jus de fruits.

Une fois cette étape achevée, il est possible de commencer le vrai jeûne. Je suggère de prendre de la vitamine C tous les matins. J'en prends un gramme par jour sur les conseils de mon médecin.

Il est important de boire beaucoup d'eau (filtrée) pendant le jeûne par petites quantités, en buvant lentement, tout au long de la journée, car le corps a encore plus besoin de s'hydrater et cela l'aide également à éliminer les toxines. J'ai souvent ajouté du jus de citron biologique, à la fois pour le goût et aussi car c'est un bon détoxifiant pour le foie. Il est possible de boire des tisanes ou du thé (biologiques, bien sûr), à condition de les boire sans sucre, ni édulcorant. Le café n'est pas vraiment conseillé, mais je suppose qu'un par jour, à condition qu'il soit biologique, évidemment, est tout à fait possible. J'ai bu une très grande quantité pendant mon jeûne car j'habite dans le sud de la France et c'était au mois d'août, donc il faisait très chaud. Je pense que, suivant la saison et la région, les quantités seront différentes.

Pendant un jeûne court, de un à cinq jours, il n'est pas forcément nécessaire de prévoir d'autres boissons puisque l'organisme a suffisamment de réserves pour vivre normalement une diète de ce type. Par contre, quand quelqu'un a déjà effectué plusieurs jeûnes courts précédemment et envisage d'en faire un plus long, il peut être utile de prévoir d'ajouter un petit verre de jus de fruits ou de lait d'amandes, d'avoine, etc., si nécessaire pendant quelques jours.

Les trois premiers jours sont les plus difficiles car le corps nous rappelle qu'il a faim très régulièrement, même s'il a été préparé convenablement. La volonté est donc primordiale durant ces moments.

Par contre, dès le quatrième jour, la sensation de faim disparaît et le corps paraît plus léger. Le corps élimine les toxines et une grosse fatigue peut se faire sentir plus fortement entre le troisième et le cinquième jour. Ensuite, le tonus revient et il est habituel de se sentir en grande forme.

Les selles disparaissent souvent à partir du cinquième ou sixième jour. L'intestin se repose alors.

Après une semaine de jeûne, l'haleine, par contre, devient généralement forte, avec des odeurs d'alcool un peu désagréables, et la langue devient blanchâtre, pâteuse. C'est signe que le corps élimine les toxines, donc c'est acceptable. Durant les diètes courtes, cela n'apparaît normalement pas.

Il est prudent de choisir de faire un jeûne pendant des vacances, en effet le corps a besoin d'attention pendant cette période inhabituelle pour lui. Donc, la concentration nécessaire au travail interfère avec le besoin d'être à l'écoute du corps. En effet, pour un jeûne réussi, il est vital d'être en totale synergie avec son corps afin de réagir rapidement si besoin.

C'est une bonne expérience de centrage. Il est nécessaire de savoir se reposer quand l'organisme le réclame, de l'hydrater quand il en a besoin et d'être très attentif aux ressentis intérieurs. Ce qui est acceptable pour le corps quand il est nourri régulièrement devient beaucoup plus délicat en cas de diète.

Enfin, une fois que la durée initiale du jeûne est achevée, il est extrêmement important de reprendre l'alimentation de façon très progressive. Il est recommandé de boire un petit verre de jus de légumes ou de fruits en fin d'après-midi le dernier jour du jeûne afin de permettre à l'organisme de se réhabituer doucement à digérer. Il sera plus facile ainsi, après avoir donné une douzaine d'heures de digestion au corps, de lui permettre d'assimiler deux ou trois verres de jus de fruits ou de légumes le premier jour après la diète. Il est vivement conseillé de garder une alimentation liquide plusieurs jours, particulièrement si le jeûne a été long. De toute façon, le corps a besoin de temps pour recommencer à avoir faim, avec une bonne écoute des sensations, il est facile de savoir quoi lui donner.

Ensuite, il est possible de réintroduire les aliments petit à petit, dans l'ordre inverse de ce qui a été fait avant le jeûne. D'abord, il faut ajouter des légumes et des fruits sous une forme solide au lieu des jus. Puis, il est utile d'ajouter des céréales et des légumineuses. Il est judicieux d'éviter le sucre le plus longtemps possible. Ensuite, si cela semble nécessaire, viande, poisson, œufs et laitages peuvent être réintroduits, d'abord en très petite quantité.

Les raisons qui poussent à faire un jeûne sont importantes pour assurer son succès.

Si c'est pour maigrir, c'est une raison peu efficiente. En effet, il y a souvent une perte de poids, mais elle n'est pas durable. Quand le régime alimentaire redevient normal et se stabilise, le corps a tendance à retrouver son poids et sa corpulence habituelle au bout de quelques semaines, sauf si des changements importants ont été effectués psychologiquement et dans les habitudes alimentaires, physiques et mentales.

Si c'est pour détoxifier son corps, c'est une raison plus efficace, à condition de faire attention également aux produits cosmétiques ou autres utilisés pour le corps. Ensuite, il sera judicieux de se nourrir sainement avec un maximum d'aliments biologiques, naturels et de bonne qualité.

Si c'est pour faire une expérience nouvelle, c'est une idée intéressante à condition d'être suffisamment motivé.

II

Blog de mon jeûne de 28 jours

Premier jour :

Aujourd'hui, je commence un nouveau jeûne thérapeutique. J'en ai déjà fait 3 cette année, deux de 5 jours et un de 7 jours. Cette fois-ci, je vais tenter entre 14 et 28 jours puisque je suis en vacances.

Pourquoi un jeûne ? Parce que ça nettoie de toutes les toxines, ça booste le système immunitaire et ça aide le corps à se régénérer. En plus, après les trois premiers jours, la sensation de faim disparaît et je me sens en forme, pleine d'énergie.

Je vais boire surtout de l'eau (filtrée), avec parfois un peu de jus de citron bio, ça aide à nettoyer le foie et j'aime son goût. Je pourrai boire aussi du thé sans aucun sucre, ni édulcorant. Et c'est tout, aucun aliment solide ou liquide. Je prendrai quand même mon comprimé d'un gramme de vitamine C tous les matins et je prendrai deux comprimés de chlorelle bio au moins les trois premiers jours pour faciliter la détoxification. Ensuite, quand mes intestins seront nettoyés, je pense que j'arrêterai la chlorelle.

Je peux me permettre de faire un jeûne long parce que je suis en bonne santé et que je suis motivée par l'idée que cela va encore l'améliorer. Pendant le travail, cela avait été un peu plus difficile car, le 5ème jour, j'avais eu un coup de fatigue. Heureusement, dès le lendemain, j'avais retrouvé mon énergie. Mais, à ce moment-là, je n'avais pas eu envie de prolonger pour éviter de me retrouver affaiblie et devoir malgré tout assumer mes responsabilités professionnelles.

Ce mois-ci, par contre, j'aurai tout le loisir de me reposer si nécessaire, c'est donc l'occasion rêvée. De toute façon, l'important pour moi est de respecter mon corps, d'être à son écoute et de me sentir bien. Je ferai un petit récapitulatif régulier de l'évolution de cette expérience, pour ceux qui sont éventuellement intéressés.

Deuxième jour :

Quelques petites sensations de faim par-ci, par-là, vraiment légères et vite calmées par un bon verre d'eau citronnée. Je suis en forme et prête à continuer !

Troisième jour :

Encore quelques petites sensations de faim sans plus. Ça devrait passer demain. Je suis un peu fatiguée, mais c'est parce que j'ai dû me lever à 6h pour amener mon plus jeune fils à un entretien d'embauche pour un contrat en alternance, puis 1500 pages imprimées pour la rentrée et trois heures à la plage, une journée bien remplie !

Quatrième jour :

Je n'ai plus du tout faim, comme prévu. La détoxification était plus intense aujourd'hui, cela m'a un peu fatiguée en début de journée, mais ça s'est atténué depuis et je suis en très bonne forme, ouf !

Cinquième jour :

Je suis en pleine forme, beaucoup d'énergie, super !

Et en plus mon fils a réussi son permis 125 cm3, donc c'est une magnifique journée.

Sixième jour :

J'ai la super pêche, c'est génial. J'ai plus soif, je bois au moins 4 litres par jour d'eau citronnée ou pas et de thé. Et en plus, je viens d'apprendre que mon fils a eu le maximum des points pour son permis, je suis donc super fière de lui ! Il va pouvoir commencer à faire quelques heures de conduite auto dès qu'il rentrera des Landes où il campe avec sa chérie et plusieurs amis. Enfin, avant qu'il ne parte en Hollande avec elle pour un festival de musique...

Septième jour :

J'ai toujours un excellent moral. Par contre, ayant dû porter des choses lourdes plusieurs fois dans la journée, j'ai eu un gros coup de fatigue, je ne me sentais vraiment pas bien, dans l'après-midi et je me suis donc autorisée à boire un grand verre de lait d'avoine à 16 h, ça m'a fait du bien et j'ai retrouvé une bien meilleure forme depuis. Je vais donc continuer tranquillement mon jeûne avec l'option de boire du lait d'avoine ou d'épeautre ou d'amande si nécessaire.

Huitième jour :

Bonne forme toute la journée, pourtant j'ai travaillé sur l'ordi pour la classe expérimentale, nous sommes allés à la plage cet après-midi et j'ai écrit un nouveau conte (dommage que je ne sache pas dessiner, j'ai quatre contes en attente, je ne sais pas si je dois attendre d'en écrire plus pour les réunir dans un recueil ou si je peux les éditer un par un, mais il me manque le ou la dessinateur ou dessinatrice).

J'ai compris que je ne buvais pas assez ces derniers jours, j'en suis donc à environ 5 litres d'eau citronnée (ou pas) ou de thé par jour. J'ai encore pris un petit verre de lait d'avoine en fin de journée. J'ai cuisiné pour mon cher et tendre, on a fait des brochettes de clovisses panées et des clovisses au colombo avec des pâtes, mon deuxième fils et lui se sont régalés !

Neuvième jour :

Tout va très bien. Je vis normalement. En plus, excellente nouvelle, mon troisième fils a son contrat en alternance dans une entreprise toute proche du CFA, il va donc pouvoir faire le BTS qu'il voulait !!!

Dixième jour :

Je suis en pleine forme, je n'ai même pas eu besoin de boire du lait d'avoine. Pourtant j'ai eu une journée bien remplie. Je fais attention de ne pas faire d'efforts trop violents, c'est vrai, mais je me suis sentie "normale", comme si j'avais mangé. Je suis ravie et motivée pour continuer !

Onzième jour :

J'ai toujours la grande forme. J'ai même désherbé le potager en fin d'après-midi, c'est dire ! La solution était de boire beaucoup plus d'eau !

Douzième jour :

Comme hier, pleine forme. Je continue à écrire des contes et, finalement, j'ai décidé d'en faire un recueil. Comme ça, je n'ai pas besoin de dessins, c'est plus simple.

Treizième jour :

Je me sens toujours super bien. Nous avons passé une superbe journée sur une plage de l'Étang de Berre. Nous avons ramassé quelques palourdes et des moules, nous en congèlerons une partie, comme ça je pourrai y goûter quand mon jeûne sera terminé.

Quatorzième jour :

Je suis toujours en pleine forme et je vis complètement normalement. Je suis donc prête à continuer sur ma lancée et à attaquer dès demain ma troisième semaine sans manger.

Quinzième jour :

J'ai vécu une journée plus que bien remplie : nous avons nagé, plongé pour ramasser environ huit kilogrammes de moules, puis je les ai grattées et nettoyées pendant que mon cher et tendre faisait quelques clovisses. Puis, je les ai fait cuire et décortiquées, en enlevant la "barbe" pour que ce soit meilleur. Pendant qu'elles refroidissaient, j'ai récupéré, déballé et rangé les courses. J'ai mis ensuite les moules à congeler. Bref, pas mal d'efforts physiques facilement, j'en suis surprise, mais ravie, j'étais vraiment comme d'habitude, quand je mange...

Seizième jour :

Tout va très bien. Eh eh, je n'ai presque plus rien à dire...

Dix-septième jour :

Rien à signaler. J'ai encore bien bossé pour préparer la rentrée, je suis contente de moi !

Dix-huitième jour :

Tout va très bien. Une journée super agréable en compagnie de mon amie Nathalie, merci la Vie !

Dix-neuvième jour :

Tout va très bien (non, pas "Madame la marquise", ah ah). Bonne journée, travail fructueux pour la rentrée le matin et lecture agréable l'après-midi. Bon week-end à tous.

Vingtième jour :

Rien à signaler, tout va bien. Journée tranquille dont la majorité passée à lire Anne Bishop, je me régale !

Vingt et unième jour :

Tout va bien. Journée calme, encore plongée dans la lecture !

Vingt-deuxième jour :

Tout va super bien, j'ai même porté un lourd carton de courses, ce matin, en sortant du magasin bio. J'ai commencé à acheter quelques trucs pour la sortie du jeûne à partir de lundi prochain : de la purée de fruits, du gaspacho, du lait de chanvre. Ils m'ont donné un magazine qui avait justement comme thème le jeûne, c'était intéressant. Ils conseillent de manger un fruit bio, en fin d'après-midi, le dernier jour du jeûne, afin de réhabituer le corps en douceur, en lui laissant la nuit pour digérer la première nourriture solide depuis longtemps. Je n'y aurais pas pensé et c'est un excellent conseil. Je prendrai surtout de la nourriture liquide le premier jour. Il faut réintroduire ensuite les aliments petit à petit, d'abord les fruits cuits et crus, puis les légumes, ensuite les légumineuses, puis les graines et en dernier, viande, poisson, fromage.

Vingt-troisième jour :

Tout va super bien. J'ai encore bossé pour la rentrée ce matin et plage cet après-midi avec une mer encore fraîche, mais quand même bien agréable pour se baigner et nager un peu.

Vingt-quatrième jour :

Tout va bien, j'ai enfin fini tout ce que je devais imprimer pour la rentrée, youhou !!! Ensuite, une super belle après-midi à la plage, baignade, nage, bronzette. Et, en rentrant, cuisine : cuire des pommes de terre à la cocotte-minute pendant que je râpais des courgettes, puis que je les poêlais. Puis cuisson de la viande hachée pendant que les patates refroidissaient et que les courgettes doraient. Épluchage des patates, puis les couper en tranches épaisses. Ensuite, j'ai mis une pâte feuilletée dans un plat, une couche de patates, une couche de viande hachée, une couche de courgettes, une couche de bacon déchiré en petits morceaux et du gruyère râpé par dessus. Puis j'ai fermé avec une deuxième pâte feuilletée, un petit trou au milieu de la tourte pour laisser s'échapper la vapeur et décoration du dessus de la tourte avec les bouts de pâte qui restaient. C'est beau ! Et c'est parti pour 45 minutes de cuisson à 180°C. Mon cher et tendre va se régaler !

Vingt-cinquième jour :

Journée tranquille, mise à jour de mon ordinateur et lecture. J'ai du mal à imaginer que je vais recommencer à manger bientôt, c'est bizarre. En même temps, je vais congeler deux parts de ma tourte d'hier pour pouvoir la goûter d'ici un peu plus d'une semaine. Donc j'ai conscience que mon jeûne est bientôt terminé. Enfin, je verrai dimanche après-midi, puisque je mangerai un fruit pour réhabituer mon estomac à de la nourriture en douceur. En tout cas, c'est une expérience intéressante et surprenante. Je ne savais pas, quand j'ai commencé, que ça allait se passer comme ça. Et je suis contente d'avoir partagé cela.

Vingt-sixième jour :

J'ai écrit un nouveau conte ce matin, mon recueil avance bien ! Puis, plage et baignade cet après-midi, enfin quand je dis plage, nous étions sur des rochers face à la pleine mer. L'eau était cristalline, on voyait tous les détails du fond. J'en ai profité pour en boire une bonne gorgée, conseil de mon médecin quand l'eau est claire. Il est arrivé un couple qui s'est mis tout nu. Une famille leur a demandé, soit de se rhabiller, soit d'aller à la plage naturiste à quelques centaines de mètres, mais ils ont refusé. La famille, ne voulant pas que les enfants soient obligés de voir des inconnus à poil, est partie en râlant. Comme quoi, certains ne veulent pas voir des gens trop habillés et d'autres ne veulent pas en voir des trop déshabillés. Comme dirait José : "On ne sait pas, on ne sait plus..."

Vingt-septième jour :

Je suis dans une période créative : un poème hier soir et deux contes dans la journée, mon recueil commence donc à prendre vraiment forme. Repos à la mer cet après-midi et une seule baignade car un gamin s'est fait piquer par une méduse, cela ne nous a pas motivés pour y retourner, eh eh eh.

Vingt-huitième jour :

Dernier jour de jeûne, youhou, j'y suis arrivée ! Mon corps s'est bien détoxifié et mon système immunitaire bien boosté. J'ai perdu 11 kg en tout, c'est un petit plus plutôt agréable. Je suis contente d'arrêter car ça devenait lassant de devoir boire sans arrêt, 5 litres c'est beaucoup à avaler, même étalés sur toute la journée. Je vais prendre un verre de gaspacho d'ici quelques minutes pour réhabituer mon système digestif à la nourriture. En tout cas, je suis contente d'avoir fait cette expérience qui sort de l'ordinaire.

Premier jour après le jeûne :

Mon estomac a eu du mal à accepter le verre de gaspacho bio, dégusté très lentement avec une petite cuillère, hier après-midi, mais, par contre, mes papilles étaient toutes en émoi grâce au bon goût des légumes. Ce matin, j'ai encore pris un verre de gaspacho et j'avais prévu une petite compote pomme poire bio sans sucre ajouté, mais au bout de deux toutes petites cuillères, j'ai dû arrêter. À dix heures, j'ai bu un verre de lait d'amande bio sans sucre, très doucement aussi. À midi, j'ai à nouveau pris un verre de gaspacho et j'ai pu finir la compote. À seize heures, j'ai repris un verre de gaspacho et ça sera tout pour aujourd'hui. Ça fait des mois que je ne mange plus le soir et ça me réussit, plus de problèmes de remontées acides ou de digestion difficile, donc je vais continuer sur cette lancée. Quant à la nourriture, je suis à au moins 80 %, voire 90 %, de notre alimentation en bio et j'espère pouvoir continuer à augmenter le taux, car je ne veux pas re-remplir mon corps de toxines alors que j'ai passé un mois à le nettoyer !

Septième jour après le jeûne :

Ça y est, je remange de tout. J'ai ajouté des aliments différents environ tous les deux jours. Bien sûr, je mange peu car mon estomac a beaucoup rétréci et surtout, je mange lentement. Moi qui avais tendance à manger vite, ça me change. Je savoure chaque bouchée. Je continue à prendre du gaspacho et un fruit au petit déjeuner, puis un déjeuner équilibré à midi. Je mange souvent le fruit du dessert de midi à 10h30 car je sais que c'est mieux de le manger avant le repas. Je suis toujours en pleine forme physiquement et j'ai repris le sport aujourd'hui tranquillement. Tout va bien ! Ça donne la forme pour la reprise complète du travail dès demain matin. J'ai beaucoup de chance !

Conclusion

Le jeûne hydrique est donc possible et plutôt agréable à faire à condition de prendre toutes les précautions nécessaires. Il est judicieux de demander l'avis de son médecin avant de commencer et de le voir régulièrement pendant et après le jeûne.

Il peut être important d'écrire un journal ou un blog afin de documenter ce qui se passe pour soi-même et, éventuellement, pour les autres.

C'est une expérience que je tenterai à nouveau, peut-être pas pour une durée aussi longue, mais qui sait ?